Manuel Interactif de Sophrologie

Collection Cap' A' Soi
www.cap-a-soi.com

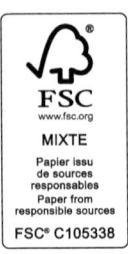
A ma mère

©2015, Vincent Rambert

Édition: Books on Demand,
12/14 rond point des Champs-Elysées, 75008 Paris
Impression : BoD – Books on Demand, Norderstedt , Allemagne

ISBN: 9782322040001

Première édition : 2013

Dépôt légal : septembre 2015

Vincent Rambert

Manuel Interactif de Sophrologie

Collection Cap' A' Soi

Stop !

Comment

je me sens

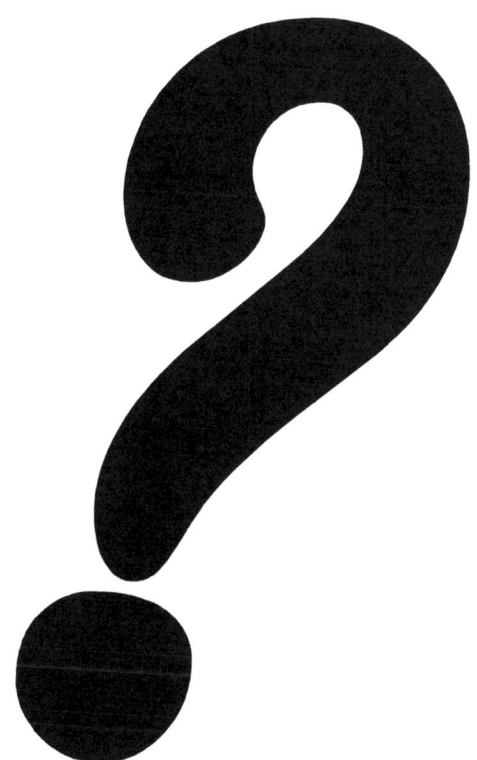

Je prends le temps d'écouter la *réponse*

Pour approfondir cette réponse, je peux me mettre **debout**, si possible pieds nus.

J'observe le lieu **où je suis…** même si je le connais parfaitement.

Je me **balance** simplement **d'avant** en **arrière,** peut-être avec les yeux fermés.

Mes pieds restent bien en **contact** avec le sol. Comme si c'était la première fois que mes pieds touchaient le sol.

J'imagine que c'est la **première fois** que je ressens mes pieds.

Je peux caler ma **respiration** sur le **balancement.** Je prends le temps de bien **enraciner** mes pieds.

Puis je **ralentis** et **arrête** doucement le mouvement, et je prends un temps pour écouter tout ce qui se passe en moi.

Les bienfaits de la sophrologie s'expriment aussi après les mouvements.

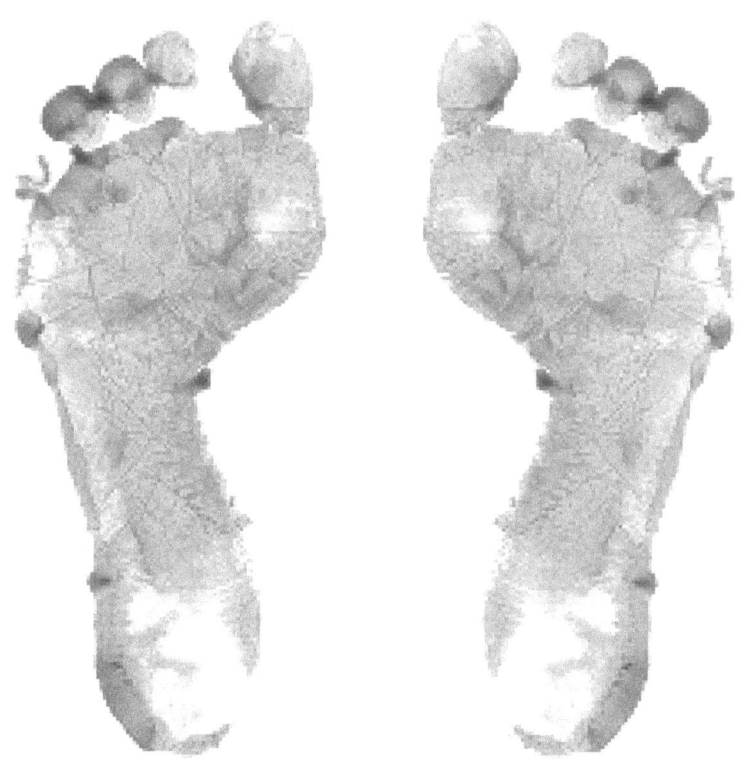

<u>Là</u>,

Ici et

maintenant,

Comment est

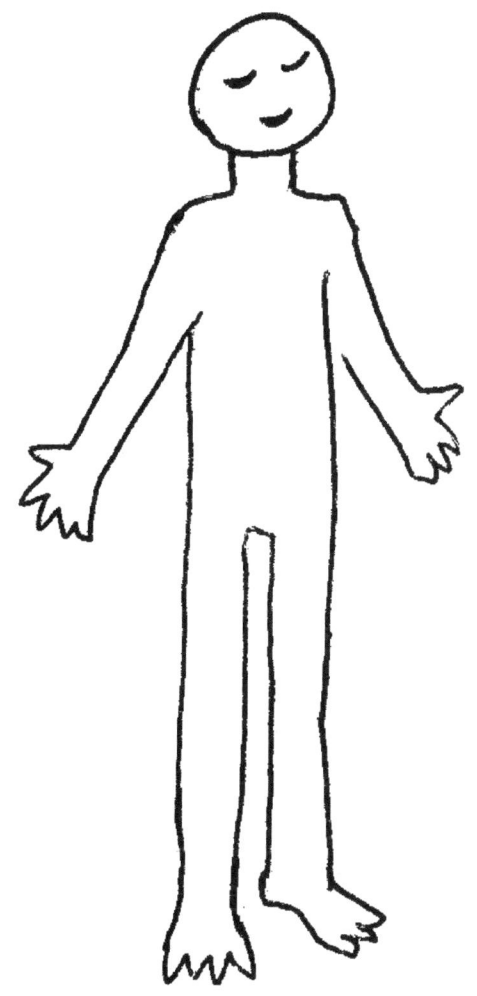

la _**Vie**_ en _**Moi**_ ?

Afin de sélectionner l'exercice de sophrologie le plus adapté, je choisis la bulle qui me convient le mieux.

Ai-je plutôt besoin de me **défouler**, d'**expulser** ?

Je tourne la page.

Ai-je davantage besoin
de **sentir mon corps**, voire
de me masser ?
je vais directement page 26.

Ai-je plutôt besoin de
respirer, de me poser ?
Alors, je vais page 34.

Pour savoir quel exercice me correspond le mieux...

Ai-je besoin de me **défouler** ?

Je trouverai ce qu'il me faut page 22.

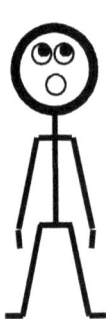

Je souhaite **expulser** toutes les tensions, tout le négatif en moi ?

Je fais l'exercice au dos de cette page.

Ou bien, ai-je envie de **frapper, d'extérioriser** mes tensions ?

Là, je vais directement à la page 24.

Le Pompage

Debout, je ressens le contact de mes pieds avec le sol.

J'inspire et je retiens ma respiration.

Je serre les poings. Je monte et descends mes épaules et mes bras.

Je le fais doucement ou en puissance avec un rythme plus soutenu, exactement au rythme qui me convient, là ici et maintenant.

Je peux même fléchir et tendre les jambes en rythme.

Puis, lorsque c'est bon pour moi, je tends les bras devant moi, j'ouvre les mains et je souffle loin de moi tout ce qui ne m'est plus nécessaire.

J'écoute la vie en moi. Je respire. Je prends conscience de tout ce que cela m'apporte de positif.

Je le fais 3 fois ou plus, puis je rejoins la page 50.

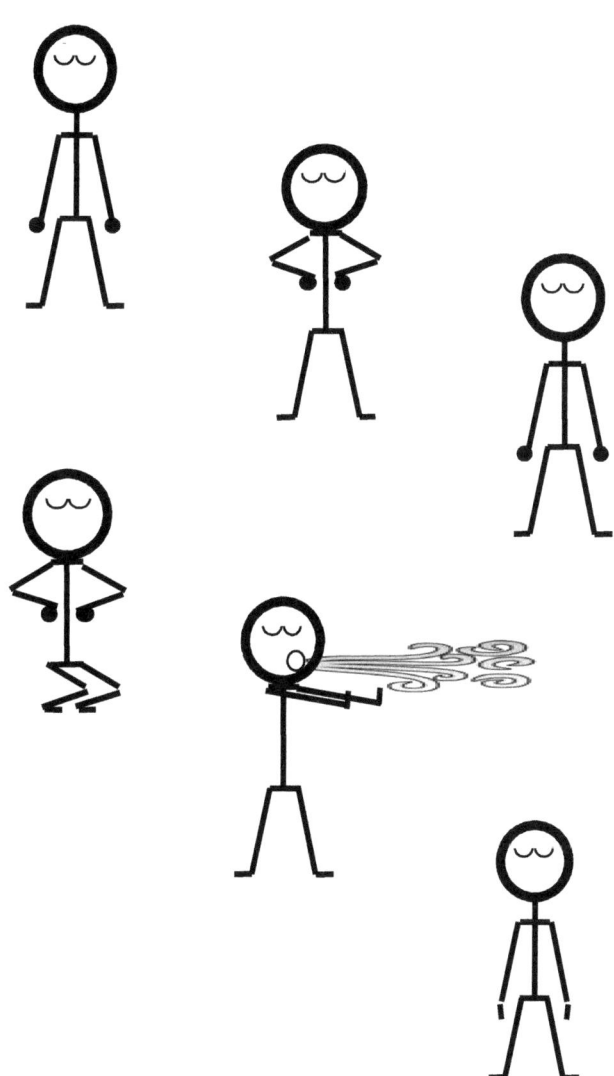

Le polichinelle

Debout, je ressens le contact de mes pieds en contact avec le sol.
Je commence à sautiller sur place.

Je respire en rythme.

Tout en sautillant, je fais en sorte que tout mon corps soit complètement relâché.
Comme si je devenais quelque chose de tout mou. Ainsi toutes les tensions s'évacuent naturellement hors de moi.

Puis je ralentis.

Je stoppe, je ressens toute la vie qui est en moi, peut-être à la fois de l'excitation due à l'effort physique et du calme.

Je le fais 3 fois ou plus, puis je rejoins la page 50.

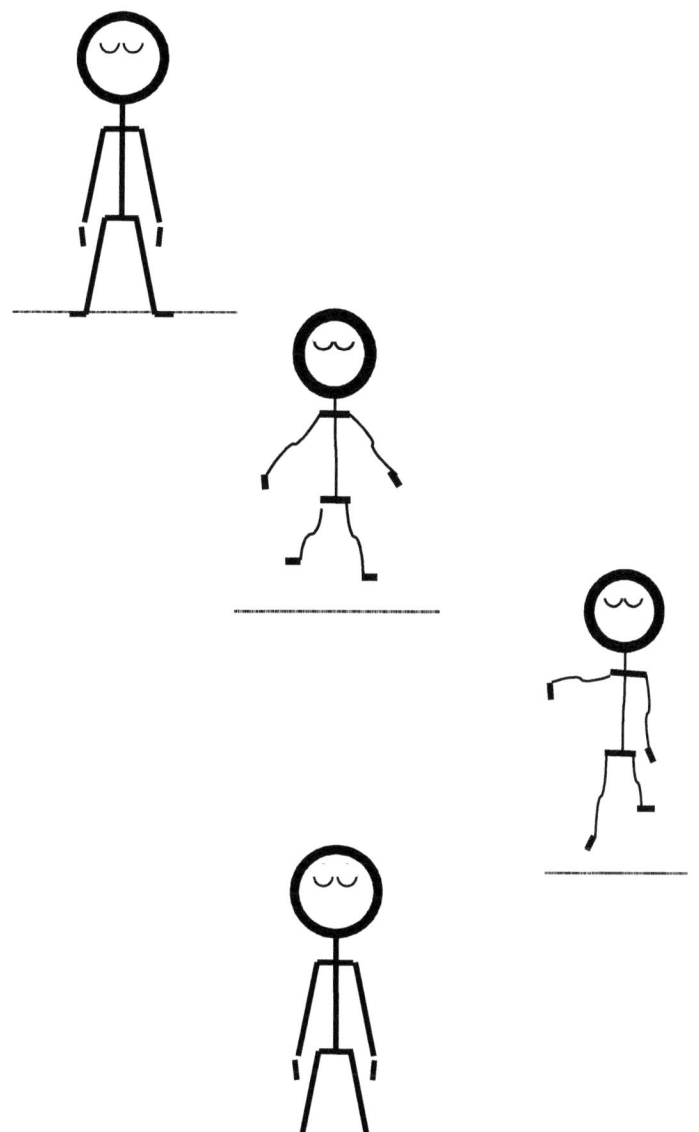

La cible

J'imagine, devant moi, une cible.

Je ramasse sur et dans mon corps toutes les tensions, tout ce qui ne m'est pas nécessaire et je les dépose sur la cible.

Grace à mon imaginaire, je peux leur donner une couleur, une forme, une consistance...

Puis, les deux pieds bien ancrés dans le sol, je donne des coups de poing dans la cible en soufflant par à-coups.

Ce que j'ai mis sur la cible se morcelle, s'effrite, tombe en poussière sur le sol.

Je ramasse cette vieille poussière et je la souffle loin de moi.

Après l'avoir vue disparaître, derrière l'horizon, je prends une grande bouffée d'air frais, d'air pur. J'écoute mon corps, mes sensations.

Je le fais 3 fois ou plus puis je rejoins la page 50.

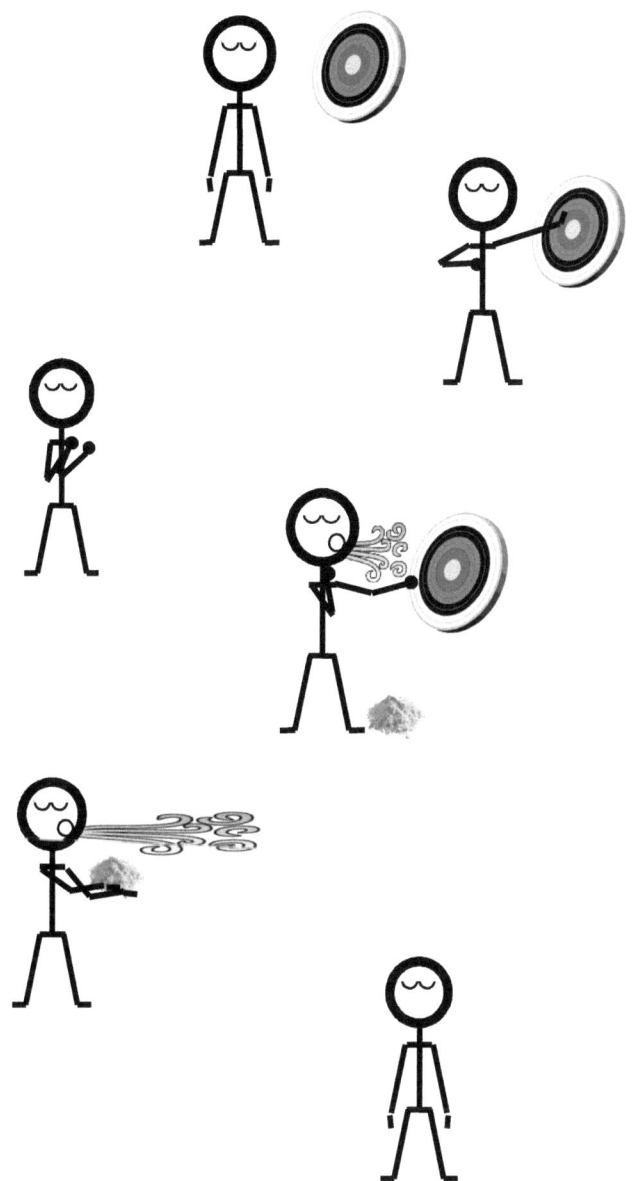

Là, qu'est ce qui serait bon pour moi...

Ai-je besoin de m'étirer ? Je vais page 28.

**De me cajoler ?
Là c'est page 30 !**

**Pour bien ressentir
mon corps, c'est
l'exercice de la
page 32.**

Disco

Debout, je mets tout mon poids sur une jambe.

J'écarte l'autre jambe, la pointe du pied en contact avec le sol, juste pour garder l'équilibre. Je tends le bras et la main du même coté, en direction de ce pied.

Puis, je lève le bras opposé.

Sur l'inspiration, j'étire la jambe et le bras, je ressens la diagonale ainsi formée.

Sur l'expiration, je relâche. Je prends le temps de ressentir toutes les sensations de mon corps.

Je fais la même chose avec l'autre bras et l'autre jambe.

Je prends le temps d'écouter toute la vie qui est en moi. J'inscris ce qui est positif dans chaque cellule de mon corps.

Je le fais 3 fois ou plus puis je rejoins la page 50.

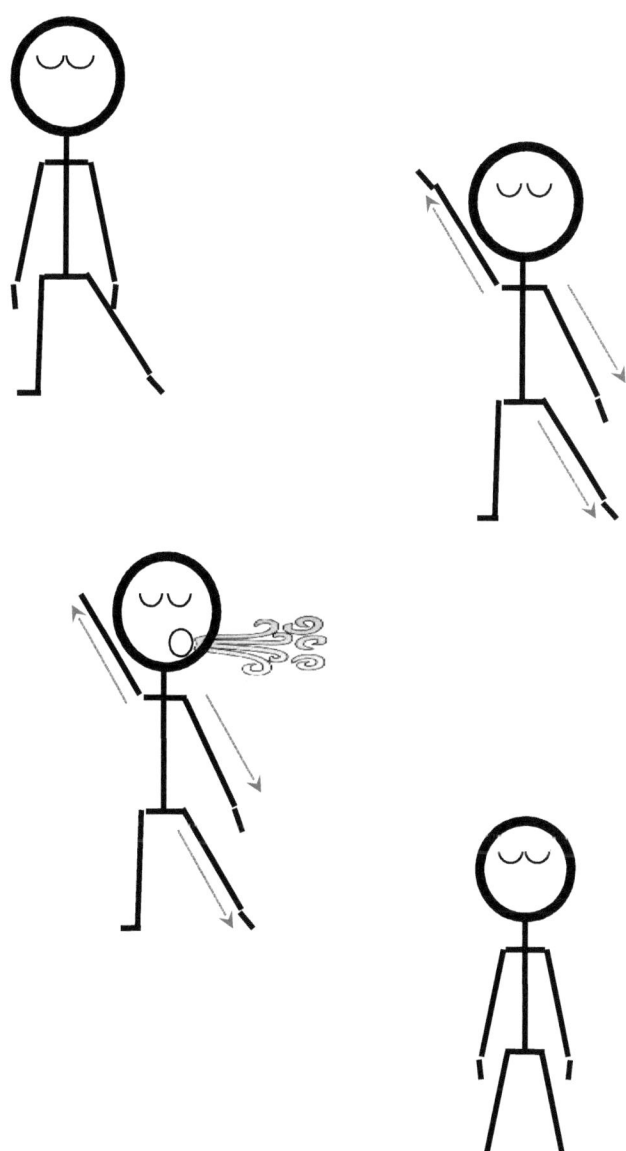

Le bon dans le ciel

Debout, je peux légèrement fléchir les jambes pour que cela soit confortable au niveau du dos.

Sur l'inspiration, je vais, en conscience, lever les bras, les mains en direction du ciel.

Je fais comme si j'attrapais quelque chose de bon pour moi. Je peux lui donner une forme, une consistance, une couleur...

En soufflant, je le ramène sur moi, soit sur tout l'ensemble de mon corps, soit sur une partie de mon corps qui en a plus particulièrement besoin.

Je peux simplement effleurer mon corps, le caresser ou bien le masser.
Simplement, comme cela est bon pour moi là ici et maintenant. Je prends le temps de bien ressentir.

Je le fais 3 fois ou plus, puis je rejoins la page 50.

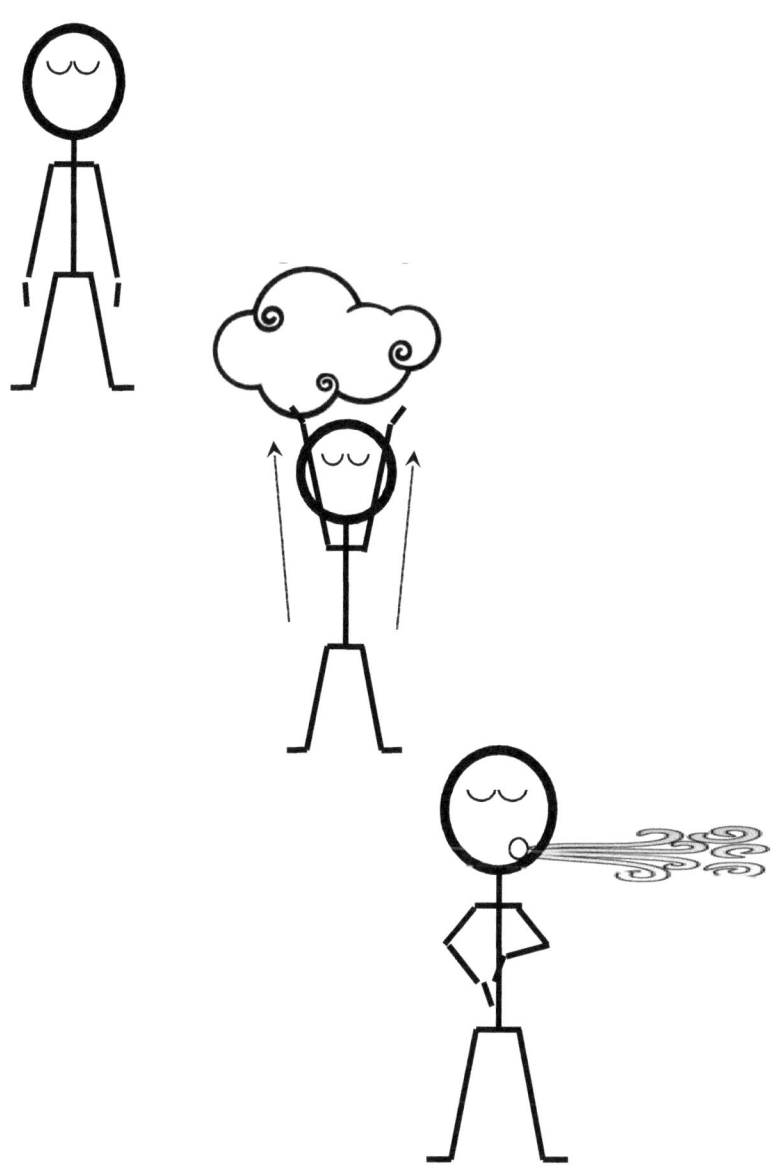

Torsion

Debout, je commence à tourner mes genoux vers un côté.

Puis c'est mon bassin que je dirige toujours du même côté, ainsi que ma colonne vertébrale et ma tête.

Mes yeux regardent aussi dans cette direction.

Je respire dans cette posture.

Je peux faire de micros mouvements pour rendre cette position la plus confortable possible. Je reste un moment ainsi.

Puis, doucement, je me déroule tout en ressentant mon axe. Je ressens mon corps.

Je fais la même chose en partant de l'autre côté.

Je le fais 3 fois ou plus, puis je rejoins la page 50.

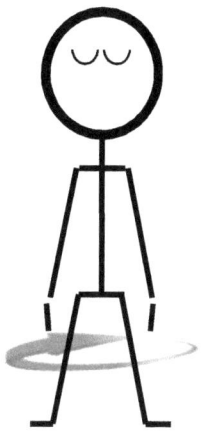
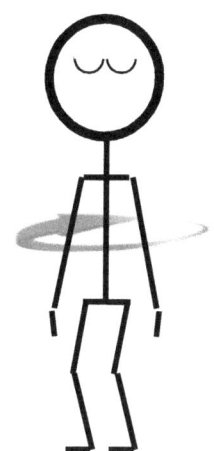
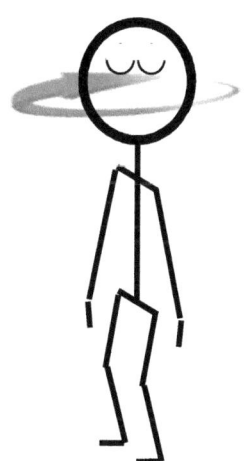
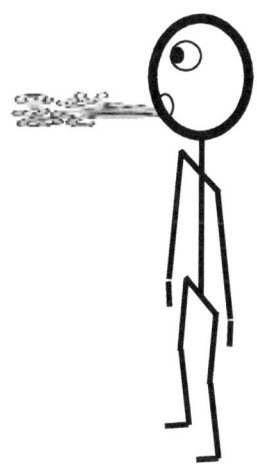

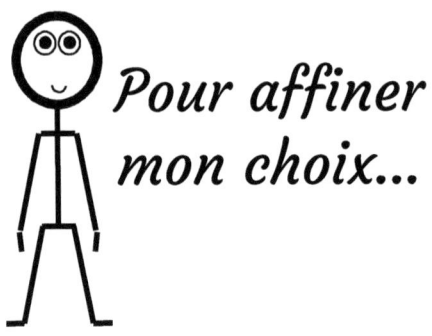 *Pour affiner mon choix...*

Ai-je envie de
respirer en
m'**étirant** ?
Je poursuis page 38.

Ai-je envie de
m'ouvrir ?
Je me dirige vers la
page suivante.

De me **poser**,
là, dans
l'ici et maintenant ?
Je vais page 40.

Les portes de l'ascenseur

Je prends le temps de bien sentir mes pieds en contact avec le sol.

J'inspire en amenant mes mains au niveau des épaules, les paumes tournées vers l'extérieur.

Je souffle en écartant les mains, comme si j'écartais les portes d'un ascenseur.
Ceci, jusqu'à tendre complètement les bras et être poumons vides.
Je peux rester un instant dans cette posture.

Puis je relâche mes bras et reprends ma respiration tout en ressentant les sensations positives de mon corps.

Je le fais 3 fois ou plus, puis je rejoins la page 50.

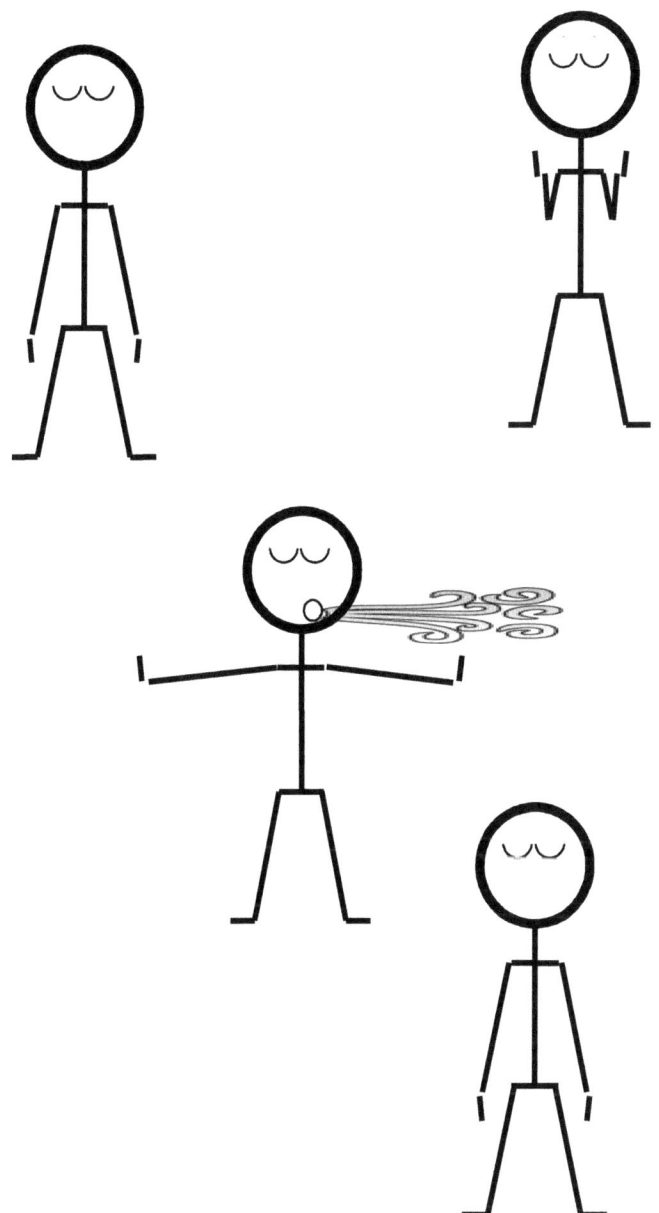

La respiration

en coeur

Debout, j'ai mes pieds bien en contact avec le sol.

Je mets mes mains dos à dos contre moi, sous mon nombril. Pour que ce soit plus confortable, je peux légèrement fléchir les genoux.

J'inspire en remontant les mains contre mon ventre puis en levant les mains au-dessus de moi. Je suis pleinement conscient des mouvements que je fais.

Je m'étire jusqu'au ciel en retenant mon air.
Je baisse les bras en les ouvrant tout en soufflant.
J'écoute.

Je ressens toute la vie qui est en moi.

Je le fais 3 fois ou plus, puis je retourne page 50.

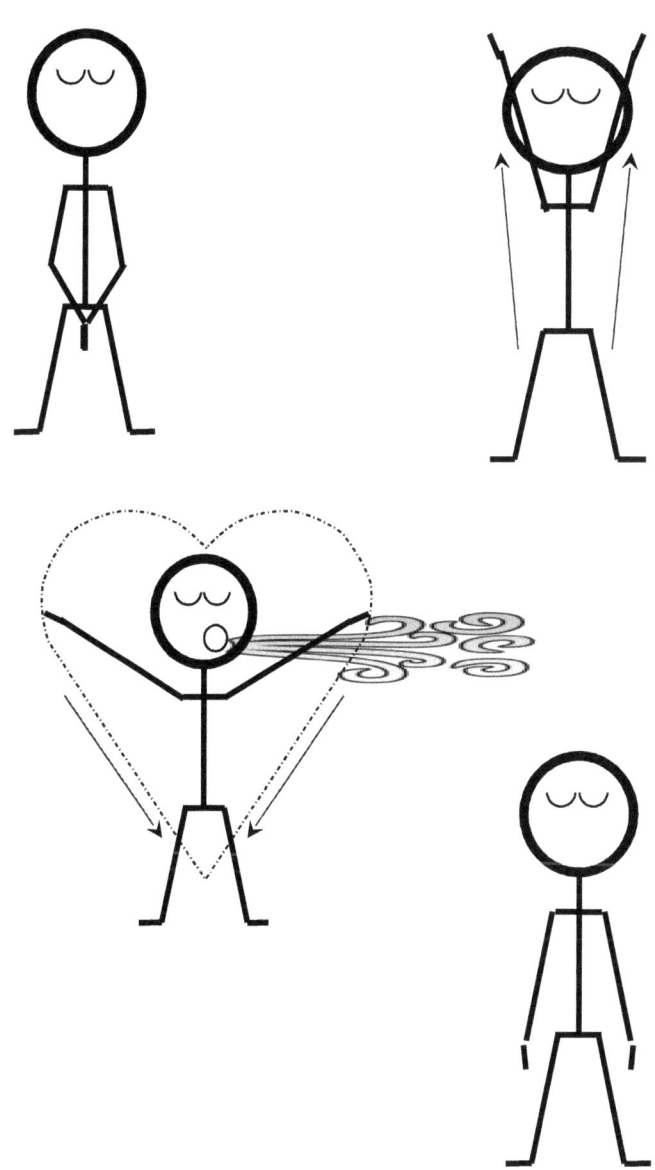

Respiration Carrée

Je peux m'assoir, m'allonger ou être debout.

Simplement être conscient de ma position. Je sais que je peux la modifier à chaque instant pour la rendre encore plus agréable.

Je vais prendre une inspiration sur 5 temps.

Puis sur 5 temps retenir ma respiration.

Souffler sur 5 temps et rester les poumons vides sur 5 temps.

Afin d'augmenter ma concentration, je peux remplacer les chiffres par des lettres ou mélanger les deux (par exemple : 1B3D5, ou Z2X4V…).

Je le fais 3 fois ou plus, puis je retourne page 50.

1.2.3.4.5

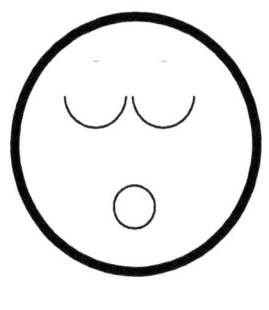

1.
2.
3.
4.
5.

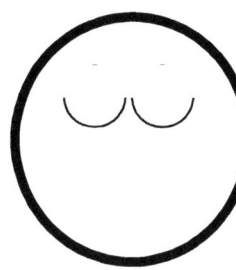

1.2.3.4.5

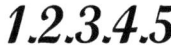

1.
2.
3.
4.
5.

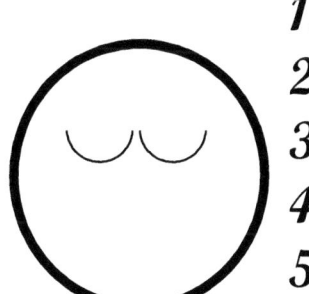

Je me **remercie** pour ce
moment passé avec moi-même.

Je garde en moi tous les
bénéfices de cette séance de
sophrologie pour les intégrer dans
mon **présent** et mon **futur**.

Chaque fois que j'en aurai besoin,
je sais que je pourrai refaire
ces exercices.

La sophrologie

La sophrologie a été créée dans les années 1960 par le professeur Alfonso Caycedo, neuropsychiatre Colombien. Il définit la sophrologie comme « une science qui s'applique à l'étude de la conscience[1] humaine dans les modifications des états de conscience, les modifications des niveaux de vigilance et des moyens de produire ces modifications »[2].

Plus simplement, comme l'explicite le néologisme « sophrologie » (issu du grec) :

- Sos : serein, équilibré, harmonieux.
- Phren : esprit, conscience, enveloppe.
- Logos : parole, science

C'est la science de l'esprit serein.

La sophrologie prend sa source dans l'hypnose, le training autogène de Schultz[3], la relaxation d'E. Jacobson[4], le

---

1Conscience :Connaissance intuitive et réfléchie que nous avons de nous-mêmes et de l'environnement. *Lexique de sophrologie et de termes usuels. J.P. HUBERT*
2 *« Lexique de sophrologie et de termes usuels ». J.P. HUBERT*
3 Méthode de relaxation par des exercices mentaux, axés sur le calme, la pesanteur, la chaleur et la respiration. Elle fut créée par Schultz .
4Méthode de relaxation à partir d'exercices physiques de contraction et de détente, inventée par E. Jackopson.

yoga, la méditation tibétaine, la méditation zen et la phénoménologie.

La sophrologie est encadrée par quatre principes d'actions :

- L'intégration du schéma corporel : représentation mentale de mon corps ; avec ce que j'accepte et ce que je n'accepte pas.
- Le principe de positivation : « Prendre ce qui a du sens pour moi, intégrer ce qui a été agréable pour moi ».
- Le principe de réalité objective : le sophrologue effectue avec le sophronisant (la personne effectuant de la sophrologie), un travail recouvrant, dans l'ici et maintenant. La réalité objective du sophrologue se trouve dans la pratique mais pas dans l'analyse.
- L'adaptabilité : c'est-à-dire accompagner le sophronisant à adapter son existence dans une attitude phénoménologique : porter un regard nouveau sur les phénomènes qui se dévoilent à lui.

Le but de la sophrologie correspond au « connais-toi toi-même » et vise à faire prendre au sujet conscience de lui-même, de manière harmonieuse, afin qu'il puisse utiliser le maximum de ses possibilités. La sophrologie considère l'être humain comme une unité : le tonus mental et physique sont indissociablement liés, chacun agissant sur l'autre.

Les exercices proposés dans ce livre sont principalement des exercices de Relaxation Dynamique de premier degré (RD1). Je les utilise aussi dans mon travail de sophrologue et notamment avec les adolescents déficients intellectuels[5].

Cette Relaxation Dynamique est principalement inspirée du yoga. Elle est dite concentrative. Elle est composée d'une alternance entre :

- des mouvements physiques réalisés en conscience et synchronisés avec la respiration.

- et des phases de récupération en étant concentré sur le vécu résultant de ces mouvements.

Elle permet d'améliorer la conscience de son propre schéma corporel.

Les bienfaits de cette RD1 sont plus simplement à vivre, comme vous venez de le ressentir !

---

5 *« Pour projet Ici et Maintenant »,* Vincent Rambert,

CAP' A' SOI

Pratiques et directement applicables, les livres, formations, et stages de Cap'A'Soi enrichissent les capacités professionnelles et personnelles de chacun.

Cap'A'Soi est né de la rencontre de Brigitte Mailloux et Vincent Rambert, tous deux sophrologues à La Rochelle et ses environs. En plus de leur expérience de sophrologues, ils ont souhaité mettre en commun leurs autres connaissances comme le mindmapping, la PNL, la relaxation, la cohérence cardiaque...

Tous les deux pédagogues, ils transmettent avec plaisir et professionnalisme.

Vous pouvez retrouver les autres livres, les formations et les stages de Cap' A' Soi sur :

WWW.CAP-A-SOI.COM

Vincent Rambert

- Educateur spécialisé au sein d'un Institut Médico-éducatif accueillant des adolescents et jeunes majeurs déficients intellectuels légers, avec troubles associés, de 14 à 20 ans, de 2000 à 2016.
- Enquêteur social auprès du Tribunal de Grande Instance auprès du Juge aux Affaires Familiales à La Rochelle (17) de 2017 à 2019
- Sophrologue en libéral depuis 2003.
- Praticien en Programmation Neuro-Linguistique (PNL) et Hypnose Ericksonienne depuis 2006.
- Formation en 2005 en Psychopathologie Clinique, puis en 2012 au Génogramme.
- Intervenant lors du 44e congrès de la Société Française de Sophrologie – Paris
- Présentation de la sophrologie au sein d'un IME.
- Intervenant en sophrologie à l'école de sophrologie Equilibre santé aux Ulis (91)
- Membres du GRAMPS (Groupe de recherche en sophrologie) à La Rochelle (17) depuis 2018.

Du même auteur :

- Article dans le compte rendu du Congrès de la Société Française de Sophrologie : « *Sophrologie sans frontière, des outils pertinents pour de nouvelles attentes* ».

- Livre : Pour projet : Ici et Maintenant : *Sophrologie auprès d'adolescents et jeunes majeurs déficients intellectuels légers, avec troubles associés, de 14 à 20 ans dans un IME.*

- Livre : *Manuel Interactif de Sophrologie : Un livre pratique de Sophrologie* - collection : cap' A' Soi

A paraître prochainement :

- *Livre (titre provisoire) : Je ne sais pas me détendre mais je sais me contracter... et c'est déjà un bon début !*
collection : cap' A' Soi

Index

Stop ! ☺

Après cet exercice, je prends le temps de ressentir ce qui se passe en moi.

Ce moment est tout aussi important que d'effectuer les mouvements en conscience.

J'intègre tout la vie qui est en moi...

Telle qu'elle est présente en moi, là, ici et maintenant....

Ensuite, j'ai besoin de quoi maintenant?

- Ai-je plutôt besoin de me **défouler,**
d'expulser ?
Pour cela, je vais page 18

- Ai-je plutôt besoin de
sentir mon corps,
de me **masser**?
Je vais directement page 26.

- Ai-je plutôt besoin de
respirer, de me poser ?
Je vais directement page 34.

 *- Ou alors, la sophrologie*
m'a suffisamment apporté.
Je vais page 42.